Docteur BENTAMI
Ex-Interne de 1re classe des hôpitaux d'Alger
Médaille d'honneur des Épidémies
(Médaille de Bronze)
Répétiteur général des Auxiliaires Médicaux Indigènes d'Algérie

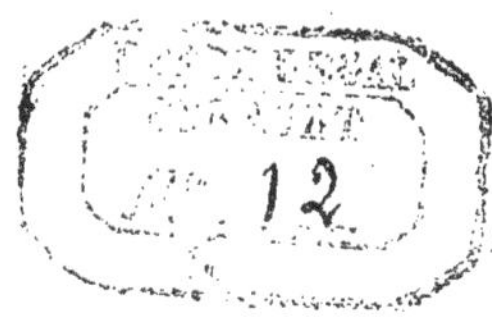

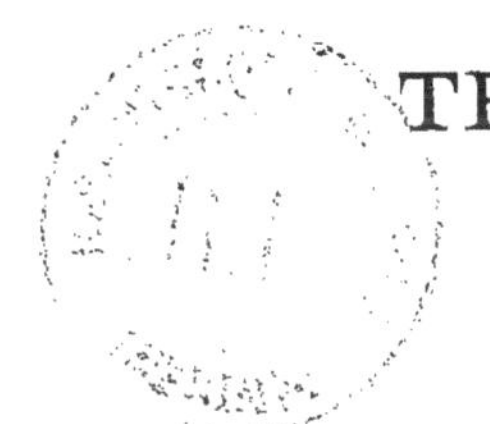

TRAITEMENT

DU

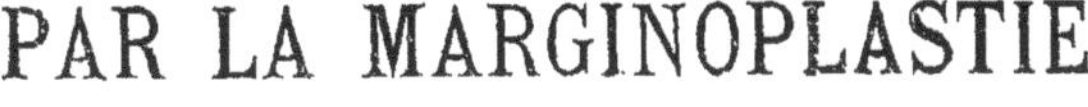

TRICHIASIS DE LA PAUPIÈRE SUPÉRIEURE

PAR LA MARGINOPLASTIE

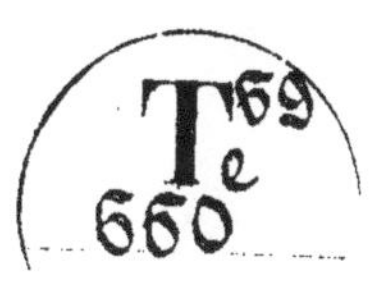

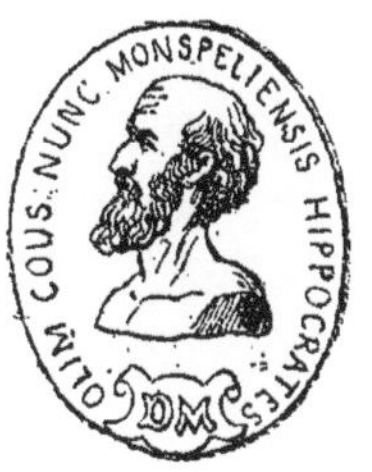

TRAITEMENT

DU

TRICHIASIS DE LA PAUPIÈRE SUPÉRIEURE

PAR LA MARGINOPLASTIE

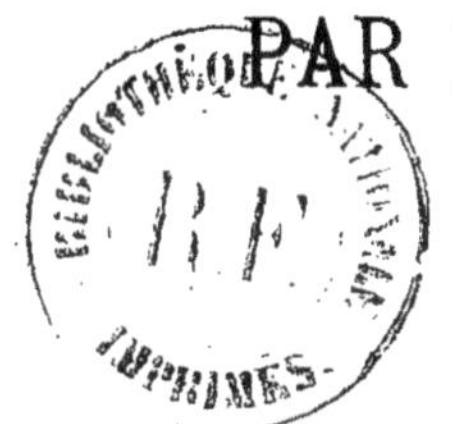

PAR

BENTAMI BELKACEM OULD HAMIDA

DOCTEUR EN MÉDECINE

EX-INTERNE DE 1re CLASSE DES HÔPITAUX D'ALGER

MÉDAILLE D'HONNEUR DES ÉPIDÉMIES (MÉDAILLE DE BRONZE)

RÉPÉTITEUR GÉNÉRAL DES AUXILIAIRES MÉDICAUX INDIGÈNES D'ALGÉRIE

MONTPELLIER

IMPRIMERIE DELORD-BOEHM ET MARTIAL

Éditeurs du « Montpellier Médical ».

1905

A LA FRANCE, MA PATRIE ADOPTIVE

A MONSIEUR JONNART

GOUVERNEUR GÉNÉRAL DE L'ALGÉRIE

A MONSIEUR JEANMAIRE

RECTEUR DE L'ACADÉMIE D'ALGER

BENTAMI BELKACEM OULD HAMIDA.

A MONSIEUR LE PROFESSEUR BRUCH

DIRECTEUR HONORAIRE DE L'ÉCOLE DE MÉDECINE D'ALGER

A MONSIEUR LE PROFESSEUR CURTILLET

DIRECTEUR DE L'ÉCOLE DE MÉDECINE D'ALGER

BENTAMI BELKACEM OULD HAMIDA.

A MON PÈRE, A MA MÈRE

Amis de la France et de l'instruction française, qui se sont imposé les plus lourds sacrifices dans le cours de nos études primaires et secondaires.

A MES SŒURS, A MES FRÈRES

A MON PRÉSIDENT DE THÈSE

MONSIEUR LE PROFESSEUR TÉDENAT

PROFESSEUR DE CLINIQUE CHIRURGICALE

A MONSIEUR LE PROFESSEUR TRUC

PROFESSEUR DE CLINIQUE OPHTALMOLOGIQUE

BENTAMI BELKACEM OULD HAMIDA.

A MES MAITRES

DE L'ÉCOLE DE MÉDECINE ET DES HOPITAUX D'ALGER

A MES MAITRES

DE LA FACULTÉ DE MÉDECINE DE MONTPELLIER

A TOUS MES AMIS

BENTAMI BELKACEM OULD HAMIDA.

TRAITEMENT

DU

TRICHIASIS DE LA PAUPIÈRE SUPÉRIEURE

PAR LA MARGINOPLASTIE

INTRODUCTION

Au cours de notre internat à la clinique ophtalmologique de l'Ecole de Médecine d'Alger, nous avons eu maintes fois l'occasion de voir opérer par divers procédés le trichiasis, affection fréquente en Algérie et due principalement au trachome. La multiplicité des procédés et la variabilité des résultats obtenus nous ont frappé. Une méthode opératoire, la marginoplastie, introduite à la clinique par M. le professeur Cange, nous a particulièrement intéressé. Ce sont les réflexions que cette méthode nous a suggérées et le résultat de nos recherches personnelles sur le traitement du trichiasis, que nous avons condensés dans ce modeste travail que nous soumettons aujourd'hui à l'indulgence de nos juges.

Avant d'entrer dans le cœur de notre sujet, il nous est bien doux d'exprimer notre sincère gratitude à tous ceux qui, de près ou de loin, nous ont aidé dans notre instruction, par leur savoir ou par leur bienveillant appui.

Nous nous faisons un devoir d'inscrire à la tête de notre thèse inaugurale le nom de M. Jonnart, Gouverneur Général de l'Algérie, et celui de M. Jeanmaire, Recteur de l'Académie d'Alger. Nous n'oublierons jamais qu'ils nous ont toujours témoigné une grande bienveillance. Qu'ils soient assurés de notre dévouement absolu à la France, notre Patrie d'adoption, qu'ils s'appliquent si bien à faire aimer des indigènes par leur bonté, leur largeur d'esprit et leur justice.

Nous remercions aussi très sincèrement M. le docteur Grenier, ancien député du Doubs, dont nous avons été autrefois le secrétaire, de l'excellent conseil qu'il nous donna d'embrasser la carrière médicale.

Nous devons encore nos remerciements à MM. Albin Rozet et Etienne, députés, qui nous ont puissamment aidé à un moment difficile de nos études.

Que nos Maîtres de l'Ecole de Médecine et de l'Hôpital civil d'Alger veuillent bien agréer l'assurance de notre plus vive reconnaissance pour l'instruction qu'ils nous ont donnée.

Que notre cher et vénéré Maître, M. le professeur Bruch, Directeur honoraire de l'Ecole de Médecine d'Alger, soit assuré que toujours nous garderons dans notre souvenir le bienveillant et affectueux intérêt qu'il nous a constamment porté. Nous le prions de croire, en retour, à notre entier dévouement.

M. le professeur Cange a été bon pour nous et nous a inspiré le sujet de notre thèse. Nous lui en garderons la plus durable gratitude

Et maintenant, nous remercions respectueusement M. le professeur Tédenat, Professeur de clinique chirurgicale, qui a bien voulu nous faire le grand honneur d'accepter la présidence de notre thèse.

M. le Professeur Truc a eu l'obligeance de nous documenter sur le « procédé en vanne », qu'il a créé et qu'il pratique depuis longtemps à la clinique ophtalmologique, avec un égal succès, tant dans l'entropion que dans l'ectropion. Nous lui en exprimons notre vive reconnaissance.

Nos remerciements vont aussi à M. le Docteur H. Villard, de Montpellier, qui a eu l'amabilité de mettre à notre disposition les intéressants mémoires sur la tarso-marginoplastie, qu'il a publiés soit seul, soit en collaboration avec M. le Professeur Truc.

Notre but est d'exposer ici la méthode générale du traitement du trichiasis, qu'on appelle la marginoplastie, d'insister particulièrement sur la technique opératoire suivie à la clinique ophtalmologique d'Alger, d'en formuler les indications, et d'en faire connaître les résultats.

Nous avons tenu, avant de développer cette partie de notre travail, à donner en quelques mots, dans un premier chapitre, la définition du trichiasis, son étiologie, sa pathogénie, ses conséquences; ensuite, à passer en revue dans un second chapitre les procédés employés contre cette dangereuse affection oculaire.

Dans la dernière partie de ce chapitre, en second paragraphe, commence l'étude de la marginoplastie et des principaux procédés auxquels elle a donné naissance.

Le procédé suivi par notre Maître, M. le Professeur Cange, avec ses indications et ses résultats, fait l'objet du troisième chapitre.

Enfin, le quatrième chapitre est consacré aux observations.

CHAPITRE PREMIER

Définition du trichiasis. – Son étiologie. — Sa pathogénie. — Ses conséquences

A l'état normal, les cils se dirigent obliquement en bas et en avant. Il arrive que, sous l'influence de causes pathologiques diverses, les cils, au lieu de se diriger en avant, se dirigent en arrière. Cette déviation vicieuse vers le globe oculaire s'appelle *trichiasis*.

A côté de cette dernière affection, il faut signaler le distichiasis et le tristichiasis. Le distichiasis est caractérisé par la présence d'une rangée ciliaire supplémentaire, placée derrière celle qui existe normalement ; quand il y a deux rangées supplémentaires, c'est le tristichiasis.

Le trichiasis peut être partiel ou total, c'est-à-dire intéresser une partie ou la totalité de la rangée ciliaire.

Dans le trichiasis simple, la paupière ne prend pas une part directe à la déviation des cils, elle conserve son attitude normale. Quand elle est elle-même déviée, de façon à ce que son bord libre regarde en dedans, cette déviation s'appelle entropion.

Avec l'entropion existe toujours le trichiasis, tandis qu'avec ce dernier l'entropion peut ne pas exister. Le frottement du globe oculaire par les cils déviés produit fréquemment un spasme de la paupière qui l'incurve en arrière. Dès que le frottement et ses conséquences inflammatoires cessent, le bord de la paupière se redresse et reprend sa position habituelle. On désigne cet entropion passager sous le nom d'entropion spasmodique, tandis que l'entropion organique ou chronique est constitué par le renversement vers le globe oculaire d'une paupière désorganisée plus ou moins profondément.

Le trichiasis et l'entropion sont surtout fréquents à la paupière supérieure.

Les causes du trichiasis sont nombreuses, elles sont particulièrement d'ordre inflammatoire. La blépharite, les catarrhes conjonctivaux avec congestion et tuméfaction du bord des paupières, produisent à la longue un changement de direction dans les cils.

« Dans les maladies inflammatoires des paupières, on a souvent l'occasion de signaler une sorte de cercle vicieux en vertu duquel une affection en engendre une seconde qui, à son tour, entretient celle qui lui a donné naissance. Il en est ainsi pour le trichiasis. Lorsque quelques cils frottent contre l'œil, on voit consécutivement à l'irritation qu'ils déterminent, les paupières se fermer à tout instant, et ces inconvénients s'exagérer chez quelques personnes au point de constituer un véritable spasme. Pendant ces contractions spasmodiques du muscle orbiculaire, la déviation des cils malades augmente [1]. »

Le trachome est également une des principales causes du trichiasis.

Le Dr Strzeminski [2] (de Wilna) explique la pathogénie du trichiasis dans la conjonctivite granuleuse de la façon suivante :

« Le trachome affecte au début la marge postérieure qui perd son épiderme, devient humide, se couvre d'excoria-

[1] L. Wecker. — Traité pratique des maladies des yeux, t. I, 1867.
[2] Strzeminski. — Arch. d'ophtalm., t. XVIII, année 1898, p. 241.

tions se transformant en ulcères, s'arrondit et finalement se détruit complètement. La surface intermarginale, privée d'appui du côté du limbe postérieur, se dévie et se retourne vers la cornée, l'irritant par le contact de son épiderme et la sécrétion morbide des glandes meibomiennes. Elles entraînent rapidement la déviation de la marge antérieure avec les cils qui se tournent vers la cornée, produisant le trichiasis. »

Plus loin, il ajoute : « La destruction de la marge postérieure du bord ciliaire présente une condition indispensable pour que le trichiasis puisse s'effectuer. Si cette marge avec son élevure existe, le trichiasis ne se produit pas du tout, même en présence d'une déformation très prononcée du tarse et d'une dégénérescence cicatricielle de la conjonctive palpébrale.

. . . .

» Après que la marge postérieure du bord est détruite, la rétraction des tissus le long du bord, la plus prononcée en dedans, détermine un renversement de la peau contiguë à celui-ci vers la cornée, constituant l'entropion. »

Le frottement du bulbe oculaire par les cils déviés occasionne une irritation qui peut aboutir à la kérato-conjonctivite, au pannus, aux ulcères de la cornée avec ou sans hypopyon et même quelquefois à la perte complète de l'œil.

Le trichiasis peut donc avoir les conséquences les plus graves; c'est pour cela que des procédés très nombreux ont été dirigés contre lui.

La multiplicité même de ces procédés dénote leur inefficacité ou leur insuffisance. Il est vrai qu'on les applique d'une façon générale aussi bien dans l'entropion que dans le trichiasis simple. C'est là un grand tort.

Le procédé que nous préconisons n'a été employé par nous que dans le trichiasis simple, médian ou total de la paupière supérieure.

La rangée ciliaire est seule en jeu ; il n'est donc pas nécessaire de s'attaquer au cartilage tarse, comme on le fait dans l'opération de Panas et dans d'autres encore.

Préalablement à l'étude du procédé précité, nous allons d'abord étudier les autres méthodes et voir de quelle façon elles cherchent à corriger la mauvaise direction des cils. C'est là l'objet du chapitre II.

CHAPITRE II

Classification des procédés

Nous avons classé tous les procédés de traitement du trichiasis en trois groupes :

Premier Groupe. — Ceux qui s'adressent directement aux cils déviés eux-mêmes, soit en modifiant leur direction, soit en les détruisant ;

Second Groupe. — Ceux qui rectifient leur direction en s'attaquant à la paupière (procédés de redressement indirect) ;

Troisième Groupe. — Ceux enfin qui les transportent et les fixent en un point d'où il ne leur est plus possible de venir irriter la cornée et la conjonctive.

Nous avons subdivisé ce groupe en deux sections :

A) — La première comprenant les procédés où l'on pratique une simple transplantation du sol ciliaire ;

B) — Et la seconde, ceux où la transplantation du sol ciliaire est suivie de marginoplastie.

Notre procédé fait partie de cette dernière section.

Premier Groupe

Procédés qui s'attaquent directement aux cils déviés.

Dans l'antiquité Rhazès, Celse, redressaient les cils soit avec un fer chaud, soit en les ramenant en avant en leur faisant traverser la lèvre antérieure du bord palpébral, soit encore en fixant les cils en bonne position par des agglutinatifs, après les avoir redressés.

Ces procédés ne pouvaient être employés que pour quelques cils déviés, et encore exigeaient-ils beaucoup de patience et de travail. En outre, c'étaient des moyens purement palliatifs ; le résultat obtenu n'était que temporaire. Ils ont été abandonnés pour revenir à la méthode d'arrachement des cils ou méthode d'épilation, qui consiste à extirper les cils déviés à l'aide d'une pince à mors plats (pince à épiler). Cette opération ne donne pas de guérison définitive; non seulement les cils déviés repoussent dans un délai très court (une semaine environ), mais ils repoussent plus fins, plus raides, et partant plus dangereux pour la cornée. Elle ne peut donc être que palliative et appliquée seulement dans les cas de trichiasis très restreint. Elle est cependant utile dans les localités où l'on est loin de tout secours chirurgical. Elle devient, en cette circonstance, une opération d'attente, car en supprimant momentanément la cause de l'irritation de l'œil, elle soulage le malade et empêche l'aggravation des lésions bulbaires existantes.

Elle est très employée par les Indigènes musulmans d'Algérie, concurremment avec un autre procédé dont nous parlerons à l'occasion des méthodes du second groupe.

On a également préconisé l'application d'une pâte épilatoire. Duval[1] enduisait le bord palpébral d'une pâte au sulfure de calcium, et cinq minutes après il lavait la paupière à l'eau chaude. Les cils tombaient.

On jugea plus tard l'épilation insuffisante et on crut la compléter par la cautérisation. A cet effet, dès que les cils malades étaient enlevés, on cautérisait le bord palpébral avec le nitrate d'argent, la potasse ou le fer rouge.

[1] Duval. — Ann. d'ocul., tome XXXI.

En observant les récidives qui se produisaient généralement par les derniers procédés, on a pensé qu'il était nécessaire de s'attaquer aux bulbes pileux. On se servait d'aiguilles d'entomologistes introduites par le bord ciliaire jusqu'aux bulbes, et qui, chauffées par leur contact avec un fer rouge, détruisaient ces bulbes.

Le Fort faisait chauffer les aiguilles par un courant électrique.

Un procédé simple, qui résume ces derniers en les perfectionnant, c'est celui de l'électrolyse à l'aide d'une seule aiguille. Voici la technique généralement adoptée : Une aiguille fine, unie à l'électrode négative d'une pile, est introduite dans le bord palpébral jusqu'au bulbe pileux. On applique ensuite sur la tempe du même côté l'électrode positive et on fait passer un courant de cinq milliampères. Une mousse blanche apparaît bientôt à la base du cil ; l'aiguille est retirée et le cil enlevé au moyen d'une pince.

On a aussi tenté de détruire les bulbes ciliaires par du tartre stibié en poudre, après une section pratiquée sur le bord de la paupière jusqu'à la racine des cils.

Ces modes opératoires exposent souvent à la récidive ; quand ils réussissent, ils privent le bord libre des paupières de ses cils et causent ainsi une véritable difformité. On ne peut donc les employer que lorsque le nombre des cils malades est très minime, et encore, répétons-le, ils ne sont que très rarement efficaces. Nous avons eu, en effet, l'occasion de voir un grand nombre de personnes, traitées à différentes reprises par l'électrolyse, obligées en dernier lieu de subir une opération chirurgicale.

Quelques opérateurs, comme Delpech, Vacca Berlinghieri, enlèvent les bulbes par la voie cutanée, après incision de la peau.

Un grave reproche à faire à ces derniers procédés, quand

ils sont efficaces, c'est de priver les paupières du grillage protecteur de l'œil, car les cils forment une barrière contre les poussières de l'air et l'action d'une trop vive lumière.

Flarer [1] pratiquait l'ablation du sol ciliaire par le procédé suivant : Il faisait une incision dans le liséré intermarginal avec un bistouri fin et dédoublait la paupière en deux feuillets, l'un antérieur, musculo-cutané, et l'autre postérieur, tarso-conjonctival. Il allait jusqu'à environ quatre millimètres du bord libre de la paupière. Il faisait ensuite une nouvelle incision à ce niveau, arrivant jusqu'au tarse. Il détachait les deux extrémités du lambeau ciliaire et l'enlevait après l'avoir disséqué avec tous ses bulbes pileux.

Cette opération mérite les mêmes reproches que les précédentes Elle laisse en outre une cicatrice trop apparente. D'autre part, le bord palpébral devient tranchant et peut causer des lésions aussi graves que celles produites par le trichiasis lui-même.

Deuxième Groupe

Procédés qui rectifient la direction des cils en s'attaquant à la paupière, ou procédés de redressement indirect.

Les principaux procédés appartenant à ce groupe sont les suivants :

1° *La cautérisation linéaire* qui se pratique au moyen du couteau du thermo-cautère à trois ou quatre millimètres du bord libre des paupières : c'est la raie de feu. La cautérisation ne doit intéresser que le feuillet musculo-cutané de la paupière.

Quelquefois par ce procédé on détruit les bulbes pileux,

[1] Flarer. — Réflexioni sulla trichiasi. Milan, 1828.

parce qu'on reste trop près du bord palpébral. Si on ne devait s'adresser qu'à un trichiasis très limité, on pourrait se servir de ce procédé pour détruire les bulbes, ce qui nous ferait retomber dans les procédés du premier groupe. Dans le trichiasis total ou presque total, il ne peut servir que pour relever la paupière et permettre aux cils d'avoir une direction inoffensive pour le globe oculaire.

Ce procédé est souvent employé pour le trichiasis et l'entropion spasmodique dont la fréquence est particulièrement grande à la paupière inférieure. Il donne un bon résultat, mais qui n'est pas durable.

Il était en usage au XIIe siècle avec Abulcasis, mais avec des instruments rudimentaires.

2° *Procédé de Desmarres.* — On excise près du bord palpébral un lambeau de peau de forme ovalaire, puis on suture les lèvres de la plaie.

Ce procédé n'est pas autre chose qu'un procédé employé déjà par Celse, auquel on a ajouté les points de suture.

3° *Sutures de Gaillard*[1]. — Ce procédé consiste à passer deux ou trois fils de soie sous la peau de la paupière, ceux-ci pénétrant juste au-devant des cils, et ressortant, après avoir parcouru la face antérieure du cartilage tarse, aux points calculés pour le meilleur redressement. Les deux extrémités de chaque fil sont nouées et fortement serrées. Le bord palpébral est ainsi attiré en avant, entraînant avec lui la rangée ciliaire.

Ce mode opératoire peut être appliqué aussi bien au trichiasis total qu'au trichiasis partiel, mais on l'emploie surtout pour combattre l'entropion spasmodique. L'entropion chronique n'en est pas justiciable, parce que l'intervention

[1] Bulletin de la Société médicale de Poitiers, 1844.

n'intéresse que la peau de la paupière. Le grand inconvénient qu'il présente est de laisser une cicatrice apparente et durable.

4° *Sutures d'Arlt*. — Pour rendre la cicatrice plus discrète, Arlt a apporté une modification à ce dernier procédé :

Deux fils sont armés d'une aiguille à chacune de leurs extrémités. L'une des aiguilles est enfoncée au niveau du tiers externe de la paupière, à peu de distance de son bord libre et ressort à un centimètre et demi plus loin. La seconde aiguille du même fil est enfoncée près de la première, à deux millimètres de distance, et fait le même parcours que la première, sous la peau et l'orbiculaire, et va sortir au même niveau qu'elle. On procède de même sur le tiers interne de la paupière, plaçant, au besoin, une troisième suture à la partie moyenne, puis les deux chefs de chaque fil sont noués ensemble sur un petit rouleau de gaze [1].

5° *Sutures de Snellen* [2]. — Ce procédé est un peu différent du précédent. Les deux aiguilles de chaque fil sont enfoncées dans le cul-de-sac conjonctival, à une distance l'une de l'autre d'environ deux millimètres. Elles traversent toute l'épaisseur de la paupière, puis sortent en avant d'elle. On les introduit de nouveau par leur trou de sortie, et on leur fait parcourir sous la peau, et en avant du tarse, un chemin allant jusque près du bord palpébral. Arrivées là, elles ressortent par la peau de la paupière, et les deux extrémités du fil sont nouées sur un tampon de gaze. On pratique ainsi autant de sutures qu'il est nécessaire.

Monod et Vanverts [3] attribuent ces sutures à Stelwag, et

[1] Terrien. — Chirurgie de l'œil et de ses annexes, Paris.

[2] Snellen. — Congrès international d'ophtalmologie, Paris, 1869.

[3] Monod et Vanverts. — Manuel de technique opératoire, t. I.

Fuchs[1] les donne comme étant de Snellen, modifiées par Stelwag.

Tous ces procédés exposent à la récidive, par suite du relâchement plus ou moins éloigné de la peau de la paupière.

Avant de passer aux deux procédés suivants, citons, pour mémoire, dans ce paragraphe, un procédé en usage chez les Arabes d'Algérie, et auquel nous avons déjà fait allusion dans le premier groupe.

Ce procédé consiste à prendre uue lamelle de roseau sec, à la fendre longitudinalement en son milieu, dans les deux tiers environ de sa longueur, et à insinuer dans cette fente écartée un lambeau cutané de la paupière. Les deux moitiés de la lamelle qui limitent la fente, abandonnées ensuite à elles-mêmes, serrent fortement le pli de peau qui finit par se mortifier au bout de quelques jours, en laissant place à du tissu cicatriciel qui, par sa rétraction, relève le bord palpébral.

Ce mode opératoire présente l'inconvénient de laisser une cicatrice trop choquante, comme dans le procédé de Celse et les sutures de Gaillard, et le résultat qu'il donne n'est pas plus durable.

Dans les deux procédés qui vont clore ce groupe, les lambeaux de peau excisés sont verticaux.

6° *Procédé de Carron du Villards*[2]. — Cet opérateur excisait deux ou trois petits lambeaux verticaux. La rétraction cicatricielle produisait le relèvement.

7° *Procédé de Graëfe.* — Ce procédé consiste dans l'excision d'un lambeau vertical à trois ou quatre millimètres du

[1] Fuchs. — Manuel d'ophtalmologie (2e édit. franç., traduite de la 5e édit. allem.), Paris.

[2] Carron du Villards. —Guide pratique. t. I, p. 326. Paris 1838.

bord libre, lambeau de forme triangulaire à base supérieure à la paupière inférieure, et inversement pour la paupière supérieure. La base de ce triangle est d'un centimètre environ A la paupière supérieure, on excise dans la surface du premier triangle un petit triangle tarsien à sommet inférieur.

Ce procédé peut être employé à la paupière inférieure pour un trichiasis ou un entropion partiel. A la paupière supérieure, il ne devrait s'adresser, à notre avis, qu'au trichiasis accompagné d'entropion. En s'attaquant au tarse, il va au delà des moyens que nécessite le trichiasis simple. Nous avons tenu cependant à le signaler pour être aussi complet que possible dans notre énumération.

Troisième Groupe

Procédés qui transportent la rangée ciliaire et la fixent en un point d'où elle ne peut plus venir irriter la cornée et la conjonctive.

Nous avons subdivisé ce groupe en deux sections :

A) Procédés où l'on pratique une simple transplantation du sol ciliaire ;

B) Ceux où, en outre de cette transplantation, on reconstitue la marge ciliaire (marginoplastie).

Section A).— 1° *Procédé de Jæsche-Arlt* [1]. — Ce procédé consiste :

a) A dédoubler la paupière en deux feuillets, l'un antérieur, constitué par la peau, les bulbes ciliaires et l'orbicu-

[1] Arlt.—Chirurgie oculaire.

laire; l'autre postérieur, constitué par le tarse et la conjonctive.

b) A pratiquer ensuite à trois millimètres du bord libre de la paupière une incision intéressant l'épaisseur du feuillet antérieur et allant d'une extrémité à l'autre de la paupière.

c) A exciser ensuite au-dessus du sol cilio-cutané, ainsi mobilisé, un lambeau semi-lunaire.

d) A attirer en haut le lambeau cilio-cutané et à en suturer le bord supérieur à la lèvre supérieure de la plaie palpébrale.

Ce procédé n'est autre que celui employé par Aétius et plus tard par Paul d'Egine. Ces derniers opérateurs suturaient toujours par cinq points le lambeau transplanté qui avait été au préalable complètement isolé, et fixait au front les bouts des fils de suture au moyen d'agglutinatifs.

Jœsche, dans les premiers temps qu'il pratiquait cette opération, alors abandonnée depuis des siècles, isolait complètement le lambeau ciliaire et il fut suivi dans cette voie par Arlt.

Ce dernier reconnut plus tard que le lambeau, ainsi séparé, 'exposait souvent à la gangrène. C'est pourquoi il apporta la modification consistant à faire seulement glisser de bas en haut le lambeau, sans le détacher à ses extrémités.

Dans cette opération, applicable seulement à la paupière supérieure, le tissu cicatriciel se rétracte et les cils tendent à redescendre et à venir frotter le globe oculaire. Dans le cas où cette descente ne s'effectue pas au point de produire une récidive, le bord palpébral devient dur et rugueux et peut être aussi dangereux, sinon plus, que les cils eux-mêmes. La cicatrice reste également très apparente.

2° *Procédé de Graëfe*[1]. — De Graëfe a remarqué que les cils situés aux extrémités du lambeau n'étaient pas suffisam-

[1] De Graëfe. Archiv. für Ophtalm., t. X. 2, p. 266.

ment relevés avec celui-ci. C'est pour combattre cet inconvénient qu'il a adopté la technique suivante : il pratique aux extrémités de la partie qui doit être transplantée deux incisions verticales de neuf millimètres chacune. Ces incisions doivent partir du bord libre de la paupière et intéresser dans la profondeur la peau et l'orbiculaire. Dans le cas de trichiasis total, ces deux incisions partent l'une de la commissure externe et l'autre du point lacrymal supérieur.

On divise ensuite, comme dans l'opération de Jœsche-Arlt, la paupière en deux feuillets par une incision intermarginale. On remonte le feuillet antérieur de trois millimètres et on suture par deux ou trois fils un pli de peau.

Pour que l'opération donne une bonne correction aux cils, il faut exciser un ovale de peau au-dessus du lambeau ciliaire. Les extrémités de cet ovale n'ont pas besoin de rejoindre les incisions verticales.

La récidive peut se produire dans ce procédé, absolument comme dans les précédents, quoique au début la déviation des cils soit mieux corrigée.

3° *Procédé de Wecker* [1]. — Dans cette opération on pratique d'abord une canthoplastie, puis on isole du cartilage tarse le champ d'implantation des cils jusqu'à une hauteur de cinq à six millimètres et sur toute l'étendue de la paupière. On place enfin trois ou quatre sutures de Gaillard. Ces sutures peuvent être retirées le cinquième ou le sixième jour. Ici on ne pratique pas d'excision de la peau.

Les inconvénients de ce procédé résident dans la nécrose de la peau enserrée par les sutures, dans la trace que peuvent laisser les plis de la peau formés par le serrement des fils et enfin dans la dénudation du tarse sur une certaine étendue avec la cicatrice choquante qui en résulte.

[1] L. Wecker. — Chirurgie oculaire. Paris, 1879.

4° *Procédé d'Anagnostakis* [1]. — La peau est incisée à trois millimètres du bord palpébral. L'incision ne doit pas intéresser le tarse. La lèvre supérieure de la plaie est attirée en haut pour permettre de disséquer l'orbiculaire qui est excisé. Trois ou quatre points de suture sont ensuite placés : chaque fil relie la lèvre inférieure de la plaie au bord supérieur du tarse.

Il doit se former par l'application de ce procédé une cicatrice solide permettant de réunir le tarse au bord inférieur de la plaie cutanée. Anagnostakis supprime donc l'incision intermarginale et l'excision d'un lambeau cutané. Il pratique cette excision cependant dans le cas où « la peau est trop abondante ».

Le déplacement qui est obtenu par ce procédé est minime et le relâchement cutané peut parfaitement se produire. Si le résultat immédiat semble donc être suffisant, la récidive plus ou moins éloignée doit être assez fréquente.

5° *Lebrun* prend dans les fils de suture les fibres de l'orbiculaire.

6° *Warlomont* [2] adopte cette modification en y ajoutant dans certains cas l'incision intermarginale.

7° *Procédé de Panas* [3]. — Ce procédé consiste à faire comme dans celui d'Anagnostakis une incision à trois millimètres du bord palpébral et à disséquer de haut en bas le feuillet musculo-cilio-cutané, sans toucher à la conjonctive, qui doit être épargnée. Les sutures doivent embrasser toute l'épaisseur du lambeau ciliaire.

Ici, la réunion du lambeau au tarse se fait par une sur-

[1] Anagnostakis. — An. d'ocul., t. XXXVIII, p. 5.

[2] An. d'oculist, 1878, t. LXXI, p. 224.

[3] Dictionn. de méd. et de chirurgie prat., t. XXVI, art. paupières. Arch. opht., t. II, 1882, p. 208.

face et non par un simple bord, comme dans le procédé d'Anagnostakis. La rétraction cicatricielle de la plaie est ainsi opposée sur une plus grande étendue à la rétraction inodulaire qui accompagne les granulations, une des causes du trichiasis.

Dans ces derniers procédés (Anagnostakis, Lebrun, Warlomont, Panas), le redressement, quoique obtenu par la suture du bord ciliaire à un point solide, le tarse, n'est pas durable. La rétraction cicatricielle sur laquelle sont basés ces procédés n'est pas suffisante pour maintenir relevée la rangée ciliaire, et celle-ci peut revenir à sa position pathologique primitive au bout d'un certain temps.

La modification apportée plus tard par Panas à son procédé, et qui consiste à sectionner le tarse, est applicable à l'entropion produit par une modification inflammatoire ou cicatricielle de cette partie de la paupière. Dans ces cas, nous l'avons vu donner de bons résultats à notre Maître, M. le professeur Bruch, qui la pratiquait fréquemment. A la rétraction cicatricielle de la face antérieure du tarse, vient s'ajouter le mouvement de bascule du tarse en avant pour lutter contre la rétraction cicatricielle de la conjonctive et le renversement du bord palpébral en arrière.

La tarsotomie ne doit être jamais employée dans le cas de trichiasis simple où le squelette de la paupière n'est nullement intéressé.

8° «*Procédé en vanne*» de M. le professeur Truc[1]. — Ce procédé est aussi simple qu'ingénieux et a les plus grandes chances de devenir courant dans le traitement tant de l'entropion que de l'ectropion.

Voici comment il est décrit par M. Leprince[2] dans sa thèse inaugurale, inspirée par M. le professeur Truc :

[1] Truc, — Arch. d'opht. 8 oct. 1897, p. 593-699.

[2] Leprince. — Thèse de Montpellier 1898. Le « procédé en vanne » dans le traitement de l'ectropion.

Premier temps. — Dédoublement vertical de la paupière..— Une incision intermarginale verticale, profonde, est pratiquée en arrière des cils, d'une commissure à l'autre, dans la couche celluleuse, de manière à dédoubler la paupière en deux lames, *lame antérieure*, qui comprend la peau et l'orbiculaire, et *lame postérieure*, avec le tarse et la conjonctive. Le dédoublement doit être d'autant plus profond que l'ectropion est plus prononcé.

Deuxième temps. — Relèvement en vanne de la lame antérieure. — Avec des pinces à griffes ou avec trois anses de fils passées à travers la lame antérieure, on relève celle-ci par glissements au-dessus de la lame postérieure, à hauteur voulue, de telle sorte que la peau s'élève de quelques millimètres et qu'au contraire la muqueuse descend.

Troisième temps. — Blépharopexie muco-cutanée. — La lame antérieure ayant été remontée au degré désiré, on fixe les deux lames par un ou deux points de suture.

Dans les cas d'ectropion *ex vacuo* où la cavité conjonctivale n'est pas assez grande pour le port de l'œil artificiel, M. le professeur Truc a recours à un quatrième temps qui est l'*autoplastie à lambeau temporo-commissural*. On taille un lambeau cutané dans la région temporale et de forme à peu près triangulaire. Sa base se trouve au niveau de l'angle externe de l'œil et reste adhérente On fait passer ce lambeau sous un pont commissural et on l'applique contre le feuillet antérieur, sa face profonde contre la face cruentée de ce feuillet. On le fixe ensuite par des points de suture, en bas au feuillet tarso-conjonctival, en haut, au feuillet musculo-cutané. Une suture en U le fixe dans sa partie intermédiaire.

Les deux lèvres de la plaie temporale qu'a laissée le lambeau sont suturées.

Quand il s'agit d'*entropion*, c'est la *lame postérieure qui est attirée en haut et fixée.*

Ce procédé s'applique également à la paupière supérieure. *Dans ce cas* le feuillet tarso-conjonctival est attiré par glissement en bas, puis fixé à la peau par deux sutures en U.

Une autoplastie du bord palpébral peut être également pratiquée, si on le juge nécessaire. Le procédé rentre alors dans la section B.

SECTION B. — *Transplantation du sol ciliaire suivie de marginoplastie.* — La marginoplastie est une méthode opératoire par laquelle, après la transplantation du sol ciliaire, on reconstitue le bord palpébral au moyen d'un lambeau cutané pris sur la paupière elle-même, ou d'un ou plusieurs lambeaux muqueux pris sur le malade ou en dehors de lui.

Cette méthode a pour but :

1° D'éloigner du globe oculaire les cils déviés ;

2° De recouvrir la plaie laissée par la dissection et le déplacement du lambeau cilio cutané transplanté ;

3° De reconstituer la marge palpébrale pour empêcher la descente de la rangée ciliaire vers sa place primitive et restaurer le bord libre atrophié.

Les procédés basés sur la marginoplastie sont nombreux et ne présentent entr'eux que des différences de détail et de technique opératoire.

I. — *Procédé de Waldhaüer* [1] — Pour remédier aux incon-

[1] Waldhaüer. — Zur Operation der Trichiasis des Oberon Lides. Klin. Monatsbl., 1897, p. 47-54.

vénients que présentait le procédé de Jœsche Arlt, Waldhaüer greffa sur la plaie le lambeau excisé.

Ce lambeau se mortifie souvent, et dans le cas où il persiste, il se rétracte considérablement. On retombe ainsi dans les inconvénients qu'on a voulu combattre.

II. — *Van Millingen* [1] greffe sur la plaie des lambeaux de muqueuse empruntés à la conjonctive du lapin ou à la lèvre inférieure du malade. Il a appelé son procédé la *tarso-cheiloplastie*.

Plusieurs opérateurs appliquèrent ce procédé (Benson [2], Story [3], Sapiejko [4]), en y ajoutant des points de suture.

La modification apportée par Millingen ne donne pas non plus de résultat satisfaisant, le lambeau muqueux se mortifiant ou se rétractant comme le lambeau cutané de Waldhaüer.

Le *Dr Strzeminski* [5] considère la muqueuse du vagin comme plus propre au rétablissement du bord ciliaire, par suite de sa moindre rétractilité.

Ce procédé présente les mêmes inconvénients que les précédents. En outre, les lambeaux muqueux, très petits, glissent, se déplacent et risquent souvent de ne point adhérer à la plaie.

III. — *Procédé de Stelwag* [6] — Cet opérateur, pour porter remède à la difformité cicatricielle, a greffé sur la plaie le

[1] Van Millingen. — Arch d'opht VIII, 1888, p. 60. — Nagel's Jahresbericht, 1883, p. 536.— The Ophtalmie Review, nov. 1887.

[2] Brit. med. Journal, May 28, 1877.

[3] The Ophtalmic Review, 1885 et décembre 1895.

[4] Wiestnik ophtalmologuii (en russe) 1891, t. XVIII, p. 209 et 471.

[5] Strzeminski, — Arch. d'ophtalm. t. XXIII, 1898. p. 241.

[6] Stelwag. — Ein neues Verfahren gegen einwärts gekehrte Wimpern. Allgem. Wr. med. Zeitung, 1883, n° 49.

lambeau enlevé, mais en mettant le bord ciliaire en haut.

Cette greffe prend très rarement; quand elle réussit, la cicatrice n'est pas bien apparente.

IV. — *Procédé de Spencer Watson.* — Cet auteur semble avoir été le premier à avoir pratiqué la marginoplastie en employant un lambeau pédiculé. La description de son procédé et l'observation de la malade qu'il a opérée se trouvent en entier dans *Ophtalmic Hospital Reports* de 1873, vol. VII, page 440 et dans la thèse de L. Parant, Lyon 1883.

L'opération de Spencer Watson consiste à pratiquer une incision intermarginale à la moitié interne ou à la moitié externe de la paupière supérieure, selon le siège de la maladie. On forme ensuite deux lambeaux triangulaires dont l'inférieur a sa base dirigée vers la partie interne et le supérieur vers la partie externe. On dissèque ces lambeaux, qui restent ainsi attachés chacun par un pédicule et on les substitue l'un à l'autre. De cette façon, les cils sont éloignés du globe oculaire et la marge palpébrale reconstituée.

Ce procédé ne peut être appliqué qu'au trichiasis partiel, externe ou interne. Si on voulait l'employer au trichiasis total, les deux lambeaux auraient *chacun un pédicule trop étroit* pour une trop grande longueur. On risquerait de les exposer à une mortification presque certaine.

V. *Procédé de Junge.* — En 1876, Junge modifia l'opération précédente, mais on ne connut cette modification qu'en 1882, par la description qu'en fit Chodin dans son *Traité d'ophtalmologie* [1].

Voici en quoi consiste le procédé de Junge :

On pratique une incision le long du liséré intermarginal

[1] Traité d'ophtalmologie de Chodin, Saint-Pétersbourg, 1882.

de la paupière supérieure malade. On dissèque le feuillet antérieur sur une hauteur de trois ou quatre millimètres, puis on fait une seconde incision parallèle à la première, à une hauteur un peu supérieure à celle du feuillet disséqué. Cette incision doit intéresser toute la longueur de la paupière. Deux incisions verticales sont ensuite faites aux extrémités de la dernière, et comprennent toute l'épaisseur de la lamelle charnue obtenue au premier temps de l'opération. Ces incisions sont menées jusqu'au bord libre de la paupière. On a ainsi un lambeau *quadrilatère qui ne tient que par son bord supérieur.*

Au-dessus de la seconde incision horizontale, et à quatre millimètres, on en pratique une autre ayant la même direction qu'elle. Le lambeau ainsi obtenu est séparé du muscle orbiculaire jusqu'à ses extrémités, tiré en bas et *en avant* et suturé au bord libre de la paupière. On fixe à sa place le lambeau ciliaire.

Dans ce procédé, le lambeau cilio-cutané se trouve exposé au sphacèle. Les incisions verticales pratiquées pour le placement des pédicules du lambeau cutané ne permettent plus, en effet, la nutrition du premier lambeau par les artères sectionnées de chaque côté de ce lambeau.

VI. *Procédé de Gayet*[1]. — L'éminent ophtalmologiste de Lyon, ignorant l'existence du procédé de Watson, qui n'avait d'ailleurs été pratiqué que sur une seule malade, fit, en 1879, une communication au Congrès d'Amsterdam sur un procédé dont il était l'auteur, et qui ressemblait à celui du chirurgien anglais.

La paupière étant retournée, on pratique une incision en

[1] Gayet. — Ann. d'ocul., 1882, t. LXXXVII, p. 27. — Thèse de Parant. Lyon, 1883.

arrière des cils, allant de l'angle de la paupière au point limite de l'étendue sur laquelle doit porter la correction Cette incision comprend la conjonctive et le cartilage tarse et doit être dirigée obliquement de bas en haut et d'arrière en avant, sur une hauteur de trois à quatre millimètres. Cela fait, on pratique sur la peau de la paupière une incision, immédiatement au-dessus du bord libre, et une autre à trois ou quatre millimètres plus haut. Ces deux dernières incisions viennent s'unir au niveau de l'extrémité médio-palpébrale de l'incision tarso-conjonctivale. On délimite ainsi un lambeau triangulaire dont la base se trouve, tant dans l'entropion interne que dans l'entropion externe, à l'un des angles de la paupière. Ce lambeau est disséqué jusqu'à sa base, qui reste adhérente. Il est ensuite amené entre les lèvres écartées de la plaie tarso-conjonctivale, de façon à ce que sa face épidermique regarde en dehors,

Pour fixer le lambeau, l'auteur appliquait d'abord plusieurs points de suture, mais il remarqua dans la suite que cette multiplicité de points pouvait être une cause de mortification. Il ne mit plus alors que deux fils, dont le premier servait à réunir la pointe du lambeau cutané à la partie interne de la plaie tarso-conjonctivale, et le second à fixer, au-dessus de sa base, l'extrémité correspondante du sol ciliaire.

Lorsqu'il s'agissait de trichiasis ou d'entropion total, Gayet pratiquait l'opération en deux séances différentes séparées par quelques jours d'intervalle.

L'opération de Gayet, appelée par son auteur *tarsoplastie*, s'attaque donc au tarse dans tous les cas de trichiasis ou d'entropion. Ce procédé, à notre avis, ne peut être appliqué qu'aux cas d'entropion causé par l'incurvation du cartilage tarse désorganisé. Dans le trichiasis simple ou accompagné d'un entropion léger, les moyens de correction du procédé de Gayet dépassent la lésion.

D'autre part, ce procédé ne peut être appliqué qu'à l'entropion interne ou externe. Dans l'entropion total, l'opération est faite en deux fois, ce qui est difficilement supporté par les malades, surtout si plusieurs paupières sont atteintes en même temps.

Le lambeau cutané, ne possédant qu'un seul pédicule, est insuffisamment nourri ; sa pointe peut se sphacéler non seulement par cette insuffisance d'apport sanguin, mais encore par le fil de suture qui la traverse et la serre.

Au point de vue esthétique, l'auteur du procédé lui-même dit : « L'effet cosmétique se borne à une espèce de dédoublement des rangées ciliaires, qui forment comme deux pas de vis sur le milieu du bord libre[1]. »

VII. *Procédé de Dianoux*[2]. — Cet ophtalmologiste propose une marginoplastie à laquelle il combine les sutures d'Anagnostakis. Mais dans ce procédé, le lambeau cutané, au lieu de passer comme dans celui de Junge, en avant du lambeau ciliaire, passe en arrière de ce lambeau.

Voici la description qu'en donne Branchu[3] dans sa thèse inaugurale :

« *Premier temps.* — La paupière étant fixée dans la pince de Snellen, une incision est conduite parallèlement au bord libre de la paupière, dont elle est distante de quatre millimètres environ, sur la face externe de celle-ci. Sa longueur est proportionnée aux lésions. Elle pénètre jusqu'au cartilage tarse exclusivement.

» *Deuxième temps.* — Le couteau à double tranchant de

[1] *Loc. cit.*

[2] Ann. d'oc. 1882, t, LXXXVIII, p. 36.

[3] Branchu. — Thèse de Paris, 1885.

Guérin est alors introduit de bas en haut dans le bord palpébral en arrière des cils. On peut, au besoin, s'aider de la loupe pour s'assurer que tous les cils appartiennent bien à la lèvre antérieure. Par un mouvement du couteau de droite à gauche, on dédouble ainsi la paupière en deux feuillets, dont l'antérieur comprend le sol ciliaire transformé en une bandelette plus ou moins longue (dédoublement de Jœsche-Arlt). Une spatule permet de s'assurer que ce lambeau ne conserve plus aucune adhérence avec la partie postérieure, sauf par les deux extrémités.

» *Troisième temps.* — Une nouvelle incision parallèle à la première, dont elle est distante de trois millimètres environ, circonscrit, dans la peau de la paupière, une bandelette semblable de forme et de dimension. Il est nécessaire de prolonger l'incision de deux millimètres en dedans et d'une quantité égale en dehors, pour que la bandelette puisse être abaissée sans tiraillement.

» Le couteau de Guérin, ou mieux un couteau à cataracte de de Graëfe, sépare alors cette bandelette, exclusivement cutanée, du muscle orbiculaire, lequel est à son tour séparé par dissection du cartilage sur lequel le sol ciliaire doit être fixé.

» *Quatrième temps.* — Une pince introduite fermée sous le lambeau ciliaire et conduite de bas en haut, vient accrocher la bandelette de peau et l'attire sous celui-ci, d'abord à l'un de ses angles, puis à l'autre. La partie médiane suit le mouvement. On facilite cette opération en soulevant le lambeau ciliaire au moyen d'un crochet à strabisme confié à un aide. La bandelette cutanée, prenant ainsi la place qu'occupait le sol ciliaire, est fixée par trois points de suture fixés au centre et aux extrémités de son bord inférieur, au bord libre de la charpente cartilagineuse.

» *Cinquième temps.* — On retire la pince de Snellen, et lorsque l'écoulement du sang est arrêté, on débarrasse le terrain opératoire des caillots qui se sont introduits entre les parties avivées, avec une pince à nettoyer, en y apportant le même soin qu'après une opération de cataracte.

» *Sixième temps.* — Le sol ciliaire est remonté et soigneusement étalé sur le cartilage tarse dénudé par le retrait de l'orbiculaire que l'aide continue à relever avec le crochet. Le bord qui supporte les cils doit dépasser exactement le bord supérieur de la bandelette cutanée, qui a pris sa place et lui est contigu. Pour le maintenir dans cette position, deux ou trois points de suture passés dans l'épaisseur du cartilage ou dans le ligament suspenseur fixent le bord supérieur du bord ciliaire exactement au tarse (procédé d'Anagnostakis). »

Ce procédé est bon contre le trichiasis simple ou avec entropion léger n'intéressant pas le tarse.

L'emploi de la pince de Snellen présente l'inconvénient de masquer la paupière vers ses extrémités, qui sont précisément dans le trichiasis total les points les plus difficiles à corriger.

VIII. *Procédé de H. Dor* [1]. — En 1883, Dor communiqua à la Société des sciences médicales de Lyon un nouveau procédé de marginoplastie :

Une incision comprenant la peau et l'orbiculaire est faite à 2 ou 3 millimètres du bord libre.

Sur le bord palpébral, immédiatement derrière les cils, une seconde incision est pratiquée et va rejoindre la première en passant en avant du tarse. Le lambeau reste adhérent

[1] Lyon médical, 14 octobre, 1883, p. 209.

par ses deux extrémités, d'où l'on fait partir perpendiculairement vers le haut deux incisions verticales.

On tire sur le rectangle formé par la première incision horizontale et les deux incisions verticales de façon à amener sa partie inférieure au-dessous du lambeau ciliaire.

Une nouvelle incision horizontale est ensuite pratiquée à 2 ou 3 millimètres de la dernière de façon à permettre, par des tractions exercées sur le lambeau cutané, de produire un écartement suffisant pour placer le lambeau ciliaire.

Des sutures métalliques servent à fixer les lambeaux. Ce procédé, où le lambeau cutané reste adhérent par sa face profonde, nous paraît excellent. Cependant les tractions exercées sur le lambeau cutané, ajoutées aux incisions verticales, peuvent susciter des craintes pour la vitalité de ce lambeau.

IX. *Procédé de Nicati* [1]. — Cet auteur « transplante entre les cils et la conjonctive une bande de peau destinée à reconstituer le rebord cutané. Voici comment il procède: le bord ciliaire étant saisi avec des pinces, il coupe avec des ciseaux toute la portion du bord qu'il s'agit de transplanter tout en la laissant adhérente par sa face interne. Il détache ainsi un lambeau horizontal, haut de quatre ou cinq millimètres, et comprenant dans son épaisseur la peau avec les cils et le muscle ciliaire. Il réunit par quelques sutures les lèvres de la plaie. Ceci fait, il circonscrit au bistouri la nouvelle face marginale et implante dans cette incision le lambeau ciliaire à l'aide de quelques sutures. Il propose aussi de partager le bord ciliaire en deux lambeaux lorsque le trichiasis occupe toute la longueur de la paupière[2] ».

[1] Nicati. Marseille médical, 1878, p. 99, plus tard Arch. d'ophtalm., t. III, 1883, p. 395.

[2] Meyer. — Traité pratique des maladies des yeux. Paris.

Dans ce procédé, le lambeau ciliaire ne tient que par une de ses extrémités. Il ne se trouve donc pas dans les meilleures conditions pour vivre.

X. *Procédé de Landolt*[1]. — Cet ophtalmologiste préconise l'opération suivante :

Premier temps. — Dédoublement de la paupière en deux feuillets, dont l'antérieur est constitué par la peau, le tissu cellulaire et les cils, et le postérieur par l'orbiculaire, le tarse et la conjonctive.

Deuxième temps. — Incision à quelques millimètres du bord ciliaire, comprenant toute la longueur de la paupière. Cette incision divise le feuillet antérieur en deux parties très inégales : la supérieure occupant presque toute la paupière, et l'inférieure, très petite, constituée par le lambeau ciliaire.

Troisième temps. — Glissement du lambeau inférieur derrière le lambeau supérieur au moyen de points de suture en U qui vont s'attacher au niveau du sourcil, les cils ayant été préalablement rasés. Le bord inférieur du lambeau supérieur devient le bord palpébral.

Quatrième temps. — A bout de quelques jours, incision à un millimètre du nouveau bord palpébral, qui met à nu les cils et leur permet de pousser par cette ouverture.

Cette opération se fait en deux fois et constitue par conséquent une double opération. D'autre part, le bord libre, très mince et appartenant à une lame cutanée très étendue, peut tendre à descendre, surtout que la coaptation peut être gênée par le lambeau ciliaire situé derrière lui.

[1] Arch. d'opht., t. X, 1890, p. 5.

XI. *Procédé de MM. Truc et H. Villard*[1]. — M. le professeur Truc et M. le docteur H. Villard, de Montpellier, ont publié en 1896, dans les *Annales d'Oculistique*, un mémoire fort intéressant sur un procédé qui semble être une combinaison de ceux de Gayet et de Junge Ils lui ont donné le nom de *tarso-marginoplastie*.

En 1904, M H. Villard a fait une nouvelle communication au sujet de ce procédé à la Société française d'ophtalmologie, dans sa séance du 4 mai.

Cette méthode opératoire est applicable, selon ses auteurs, au trichiasis et à l'entropion Dans l'entropion et le trichiasis latéraux, interne ou externe, ils emploient la tarso-marginoplastie latérale ; dans l'entropion et le trichiasis médians ou totaux, ils emploient la tarso-marginoplastie totale à lambeau à pont ou en anse de panier.

Dans la tarso-marginoplastie totale, le feuillet ciliaire, obtenu par le dédoublement du bord palpébral, comprend la peau, l'orbiculaire, les cils et une petite partie du tarse et le feuillet postérieur, le reste du tarse et la conjonctive. Deux petites incisions verticales sont pratiquées aux extrémités du lambeau ciliaire. En ces points, le lambeau se rétracte et devient plus court. Les pédicules du lambeau cutané viennent passer par les deux petits quadrilatères cruentés, laissés par le raccourcissement du lambeau ciliaire à ses extrémités. On fait passer ici le lambeau cutané *par-dessus* le lambeau ciliaire, contrairement au procédé de Dianoux.

Dans la tarso-marginoplastie latérale on taille deux lambeaux quadrilatères à un seul pédicule: l'un cilio-tarsien et l'autre cutané. Ils comprennent la moitié malade de la pau-

[1] Truc et Villard. — Ann. d'ocul., octobre 1896.

Villard. — Compte rendu de la Société franç. d'ophtalm., t. XXI, 1904, p. 273-294. Ann. d'ocul., t. CXXXI, juin 1904, p. 439-456.

pière. Le pédicule du lambeau cutané se trouve toujours au niveau de l'angle interne ou externe de la paupière et celui du lambeau ciliaire vers la partie médiane.

Nous n'avons jamais vu pratiquer le procédé de MM. Truc et Villard, mais il a donné les meilleurs résultats, d'après les observations publiées par ses auteurs dans les *Annales d'oculistique* du mois d'octobre 1896.

Chez plusieurs malades opérés par ce procédé, la guérison s'est maintenue pendant plusieurs années. Une observation particulièrement intéressante est celle de la malade faisant l'objet de l'observation V du mémoire de MM. Truc et Villard. Cette malade a été revue ces jours-ci par M. le Docteur Villard, c'est-à-dire seize ans après l'opération. Son trichiasis ne s'est pas reproduit et le résultat reste parfait à tous les points de vue. Ce cas est une des plus belles guérisons définitives du trichiasis qu'il soit possible d'obtenir.

CHAPITRE III

Technique opératoire employée par M. le professeur Cange

Le procédé de marginoplastie introduit par M. le professeur Cange à la Clinique ophtalmologique, et qui va faire la matière de ce chapitre, ressemble beaucoup à celui de Dianoux, que notre Maître ne connaissait cependant nullement à l'époque où il avait pratiqué les six premières opérations (Obs. I, II, III, IV, V). Les ouvrages classiques d'ailleurs ne donnent point de description de l'opération de Dianoux ni de bien d'autres basées sur la marginoplastie.

Le manuel opératoire que nous avons adopté, et qui a déjà fait l'objet d'un mémoire paru dans les *Archives d'ophtalmologie*[1], est le suivant :

Instruments. — Une plaque métallique de Jœger, une pince à disséquer, une petite pince à griffes, une pince fixatrice, deux crochets, un bistouri fin, une paire de ciseaux courbes, une paire de ciseaux droits, une pince porte-aiguille, cinq aiguilles courbes fines à chas mobile dont trois enfilées, fils de soie et de catgut très fins, de petits tampons de coton hydrophile, enfin quelques pinces à forcipressure par mesure de précaution.

Aides. — *Position de l'opérateur.* — Chez les grandes personnes un aide est suffisant. Son rôle est de tenir la plaque et d'éponger la plaie.

[1] Cange et Bentami. — Arch. d'ophtal., avril 1904.

Dans nos neuf opérations, nous n'avons jamais fait d'anesthésie générale, nécessaire seulement quand il s'agit d'enfants ou de malades pusillanimes. Dans ce dernier cas, un second aide pour le chloroforme est indispensable.

L'opérateur se place à gauche et en avant pour l'œil gauche. Pour l'œil droit, il se place en arrière du malade.

Technique. — On fait dans l'œil une instillation de quelques gouttes d'une solution huileuse de cocaïne au 1/50e et au besoin une injection sous-cutanée de un centigramme dans le champ opératoire.

Nous n'avons pas encore pratiqué d'injection sous-cutanée de cocaïne, mais nous tenons toujours à l'instillation, car les opérés se plaignent surtout de la douleur que leur cause la présence de la plaque sous la paupière.

Premier temps. — Formation du lambeau ciliaire. — A quatre millimètres au-dessus du bord libre et parallèlement à lui, on fait une incision occupant toute la longueur de la paupière ; on dissèque ensuite de *haut en bas* la lèvre inférieure de l'incision. Les bulbes ciliaires sont mis à découvert et détachés avec le lambeau cutané par le bistouri, rasant de près la face antérieure du tarse. La pointe de l'instrument, sortant par transfixion au niveau du liséré intermarginal, déborde alors le bord libre dans toute son étendue.

Ainsi se trouve constitué un lambeau cilio-cutané qui ne reste adhérent que par ses deux extrémités.

Deuxième temps. — Formation du lambeau cutané. — A l'aide d'une seconde incision, parallèle à la précédente et située à trois ou quatre millimètres au-dessus d'elle, on procède à la confection d'un second lambeau en forme de pont, qu'on s'efforce autant que possible de réduire à la peau, afin de ne pas lui donner trop d'épaisseur. Les fibres de l orbiculaire sont, si on le juge à propos, excisées avec les ciseaux courbes, ce qui « soulagera » toujours la paupière.

Troisième temps. — Substitution des deux lambeaux. — Le lambeau ciliaire est attiré en haut, par-dessus le lambeau cutané, et suturé à l'aide de trois ou quatre fils de soie fine à la lèvre supérieure de la plaie palpébrale ; à son tour, le lambeau supérieur est attiré en bas derrière le lambeau ciliaire, et suturé au bord inférieur du feuillet tarso-conjonctival.

Afin de donner plus de régularité au lambeau inférieur, nous avons plus tard légèrement modifié notre technique. Cette modification nous a été inspirée par l'irrégularité du bord palpébral constatée chez la malade qui fait l'objet de l'observation I. Voici en quoi elle consiste :

Nous commençons *par dédoubler le bord libre sur une petite profondeur par une incision pratiquée au niveau du liséré intermarginal,* puis par une incision parallèle à la première et située à quatre millimètres au-dessus, nous procédons à la *dissection de haut en bas* du sol cilio-cutané.

Cette précaution permet de bien mettre en évidence les bulbes ciliaires et d'éviter que ceux qui échappent à la dissection ne préparent une récidive au moins partielle. Nous avons remarqué en effet que les racines des cils adhèrent parfois d'une façon intime à la face antérieure du cartilage tarse. Si par hasard, quelques bulbes n'en avaient pas été séparés, il devient dès lors facile, soit de les exciser, soit de les détruire par une cautérisation au thermo ou au galvano-cautère.

Dans les observations I et II, nous avons cependant remarqué la réapparition de deux cils qu'il a été facile de faire disparaître par l'électrolyse. Cette *réapparition s'explique soit par une faute de technique, soit par ce fait que les malades se faisaient régulièrement épiler*. Dans ce dernier cas, il faut donc attendre que les cils enlevés par la pince aient repoussé avant de pratiquer l'opération.

En outre, il importe de pratiquer les incisions très longues pour permettre une facile transposition des lambeaux, car c'est précisément *dans la région des angles que la correction est le plus difficile*. Ainsi que nous l'avons déjà dit, cette particularité n'avait pas échappé à de Graëfe qui, au procédé d'Arlt, avait ajouté deux incisions verticales partant : l'une de la commissure externe et l'autre du point lacrymal supérieur.

En ce qui concerne les *points de suture*, il importe de faire remarquer qu'ils doivent être pratiqués avec une aiguille et un fil très fins ; en outre, il est de toute nécessité de faire pénétrer l'aiguille au *bord même des lambeaux* pour que la striction des fils n'en détermine pas la mortification. Il n'est du reste pas nécessaire de serrer fortement. Il suffit seulement que les parties transplantées conservent la position et les rapports qu'on leur a donnés.

Dans nos dernières observations (VII et VIII), nous avons eu recours à des *sutures en surjet à l'aide d'un fil de catgut 000*, et les résultats que nous avons obtenus nous engagent à persévérer dans cette manière de faire.

Enfin, une dernière remarque s'impose relativement à la largeur des lambeaux :

Les deux lambeaux, mais plus particulièrement le supérieur, ne doivent pas avoir une trop grande largeur. Si le lambeau supérieur a été taillé trop large, il se dispose après l'opération dans le sens frontal. Sa face cutanée regarde en avant, les cils sont trop remontés et la marge palpébrale n'est pas parfaitement restaurée. Si, au contraire, le lambeau est d'une bonne largeur (3 millimètres), il se dispose dans le sens horizontal, la face cutanée regardant en bas et légèrement en avant. Le résultat esthétique est des plus satisfaisants et le résultat fonctionnel irréprochable

Quand l'opération est terminée, on applique un pansement occlusif sur l'œil opéré.

Le pansement doit être renouvelé dans les 3 ou 4 jours, à moins de nécessité spéciale. L'ablation des fils est faite au moment du renouvellement du premier pansement. Quand il s'agit de fils de catgut, on les laisse s'éliminer seuls. On évite ainsi l'inconvénient de tirailler les lambeaux.

Dès que la cicatrisation est faite, on remplace le pansement occlusif par un bandeau flottant.

Indications. — La marginoplastie, selon le mode opératoire que nous venons d'exposer, est l'opération de choix dans le trichiasis simple, total ou médian, ou dans le trichiasis accompagné d'un entropion léger. Elle n'a et ne peut avoir aucune influence sur le tarse, si ce dernier est désorganisé et par cela même fortement incurvé.

Le redressement effectué, si le tarse présente une incurvation accentuée, il continuera par l'angle interne du bord palpébral à peser sur le globe oculaire et à le rendre malade. Dans les cas de ce genre, l'opération de Panas, répétons-le, nous a paru donner d'excellents résultats. Pour que cette dernière opération réussisse cependant, il faut que le tarse réunisse les deux conditions suivantes : 1° que sa partie inférieure puisse basculer ; 2° que la partie basculée trouve un point d'appui suffisant sur la partie supérieure restée en place Or, dans les trichiasis très anciens, le tarse est quelquefois diminué de hauteur et augmenté d'épaisseur, c'est ce que M. le Professeur Cange appelle « le tarse en noyau de datte ». Dans ces conditions, l'opération de Panas ne peut réussir, le champ tarsien étant réduit au minimum de largeur, et son épaisseur étant notablement accrue. C'est là une catégorie de faits dans laquelle la marginoplastie nous semble indiquée. *L'observation VI* nous présente un exemple de ce genre : l'œil droit, opéré par le procédé de Panas le 6 novembre 1904, récidive le 16 novembre. Le 17 novembre, l'œil gauche est opéré par la marginoplastie, la guérison se maintient jusqu'au 14 décembre, jour de sortie de la malade, à qui nous avons fait la recommandation de revenir à la consultation en cas de récidive. Ce cas isolé ne suffit pas pour ériger en règle cette manière de faire, mais il nous a tracé une voie que nous allons suivre dans l'avenir, pour voir si les résultats obtenus viendront confirmer ou infirmer notre opinion.

L'opération de Panas n'est pas non plus applicable au distichiasis, quoi qu'en dise Menachem dans sa thèse inaugurale de Paris, 1897. Dans ce cas, c'est moins la rangée ciliaire normale déviée que les cils surnuméraires qui sont la cause de la maladie. Le procédé de Panas, pratiqué dans ces conditions, relèvera la rangée ciliaire déviée, mais n'empêchera pas les cils anormaux de venir quand même frotter sur la cornée et la conjonctive.

L'ablation de la rangée ciliaire surnuméraire peut seule guérir le distichiasis.

Résultats. — Le procédé que nous préconisons a procuré dans les neuf opérations que nous avons pratiquées un succès durable, sinon définitif. Il avait été convenu que nos opérés, en cas de récidive, viendraient à nouveau réclamer nos soins, aucun n'a encore reparu à la clinique. Il y a donc tout lieu de supposer que la guérison s'est maintenue.

Les deux accidents le plus redoutés par tous ceux qui se sont occupés de la marginoplastie sont les récidives partielles et la mortification d'un des lambeaux.

Disons encore au sujet des récidives qu'elles ne peuvent être attribuées qu'à une faute opératoire et non au procédé lui-même. Elles s'expliquent aussi quelquefois dans les cas où les malades opérés viennent de se faire épiler peu de temps auparavant.

Quant à la mortification, nous ne l'avons jamais observée. Nos deux lambeaux, *pourvus de leurs pédicules vasculaires*, se sont toujours conservés intacts [1].

Le résultat esthétique a été chez nos malades aussi satisfaisant que le résultat thérapeutique; si dans les quelques jours qui suivent l'opération, le bord palpébral paraît quelque peu épaissi, il ne tarde cependant pas à reprendre sa souplesse et sa configuration normales.

[1] Cette mortification a été observée dans un cas sur sept par Chodin, dans un cas sur cinq par Gayet, dans deux cas sur sept par Dianoux; Nicati l'a observée une fois, Dor sur trois cas opérés d'après son procédé, ne l'a jamais observée (Truc et Villard. *Loc. cit.*)

CHAPITRE IV

OBSERVATIONS

Les cinq premières observations ont déjà été publiées dans les *Archives d'ophtalmologie* du mois d'avril 1904[1]. Les trois dernières, également personnelles, sont inédites.

Observation Première

P..., ménagère, 60 ans, demeurant à Alger.

Antécédents héréditaires. — Nuls.

Antécédents personnels — Trichiasis remontant à vingt-quatre ans. Les cils déviés étaient arrachés à la pince à épiler, mais repoussaient. La vue a commencé à se troubler il y a huit ans, ce qui obligea la malade à cesser son métier de cigarière. Dans ces derniers temps, elle était venue pendant un mois à l'hôpital pour faire enlever par l'électrolyse les cils déviés. L'opération fut pratiquée à cinq reprises différentes sans résultat définitif, et, le 19 août, on lui conseilla d'entrer en salle.

Etat actuel. — La malade a peine à se conduire; elle ne distingue que très difficilement ce qui l'entoure : photophobie, larmoiement continuel. A l'examen direct : kérato-conjonctivite, infiltration légère des deux cornées, plus accusée du côté gauche.

[1] Cange et Bentami. *Loc. cit.*

Des douches de Laurenço, des lavages à l'eau boriquée, de l'airol, de la glycérine iodoformée, sont prescrits contre l'inflammation dont sont atteintes les différentes parties superficielles des deux yeux.

L'œil gauche est opéré le 28 août, le lambeau ciliaire est passé en arrière du lambeau cutané. Quelques bulbes restent implantés au tarse dans le tiers externe ; ils sont immédiatement cautérisés.

Le 31 août, ablation des fils de suture. Depuis cette date, la malade ouvre bien son œil opéré et commence à distinguer les objets ; la rougeur a notablement diminué.

Quelques jours avant sa sortie, deux cils repoussent au niveau de l'angle externe de la paupière. Ils gênent la malade par leur frottement sur la conjonctive, mais ne touchent pas à la cornée. Ils sont cependant enlevés à la pile. L'aspect de la paupière est excellent.

L'œil droit est opéré le 3 septembre. *La substitution des lambeaux* est cette fois pratiquée de telle façon que le lambeau ciliaire, dans son déplacement, passe en avant du lambeau cutané ; *il en sera de même dans toutes nos opérations ultérieures*. Les fils sont enlevés le 8 septembre ; suites parfaites, mais le résultat esthétique est incomplet, car le *bord palpébral présente deux petites échancrures*.

P .. sort le 22 septembre, guérie de son trichiasis ; les lésions cornéennes marchent lentement vers la guérison.

Observation II

Louis B..., 55 ans, cultivateur à Aïn-Sultan.

Son trichiasis remonterait à l'âge de 2 ans, et depuis cette époque l'arrachement des cils à la pince a été régulièrement pratiqué. Il y a une dizaine d'années, poussée aiguë de kérato-conjonctivite qui dura quelques jours.

Un médecin, consulté, porta le diagnostic de granulations. Depuis cette époque, B ... a des poussées intermittentes de conjonctivite, caractérisées par une sensation de gravier dans les yeux, de la rougeur, de la cuisson et des douleurs excessivement vives au niveau des paupières. Il traitait lui-même cette conjonctivite avec de l'eau fraîche le matin et de la pommade jaune le soir. Les cils repoussaient plus nombreux après arrachement tous les 15 ou 20 jours.

Avant son entrée à l'hôpital, qui a eu lieu le 25 août 1903, le malade venait de se faire épiler. Le certificat d'hospitalisation porte le diagnostic de granulations. Le malade présente en effet des paupières épaisses, difficiles à retourner. La conjonctive palpébrale est rouge et infiltrée ; les cornées sont opaques sur une petite étendue en forme de croissant occupant leur partie supérieure. Des attouchements au crayon de sulfate de cuivre ont été faits à différentes reprises et ont produit un soulagement notable, ainsi qu'une diminution de l'infiltration de la cornée.

Huit jours après son entrée à l'hôpital, le malade se plaint fortement des cils qui ont repoussé ; il ne peut plus ouvrir franchement les yeux, a du larmoiement continuel : la conjonctive bulbaire est congestionnée.

Œil droit.— La rangée ciliaire est déviée en arrière, elle a une direction verticale dans *les deux tiers internes* où elle est en contact constant avec la cornée et la conjonctive qu'elle frotte et qu'elle irrite. La transplantation du sol ciliaire est pratiquée le 4 septembre Après la dissection du lambeau ciliaire, on s'aperçoit que quelques bulbes sont restés accolés à la partie interne du cartilage tarse : on les détruit au galvano-cautère.

Premier pansement et ablation des fils le 8 septembre 1903 ; un bandeau flottant remplace le pansement occlusif. Le malade est tout heureux de ne plus subir l agaçante et douloureuse sensation du frottement ciliaire ; son œil s'ouvre spontanément à la lumière ; les phénomènes inflammatoires ont disparu.

Dix jours après l'opération, nouvelle sensation des cils au niveau de l'angle interne de l'œil. Deux petits cils, qui repoussaient à cet endroit, ont été détruits à la pile. On attribue leur origine aux bulbes ciliaires qui étaient restés adhérents au tarse et qui avaient été sans doute insuffisamment cautérisés. Les lambeaux ont bel aspect. L'inférieur est rétracté, la cicatrice est invisible et les cils semblent normalement implantés sur le bord de la paupière.

Œil gauche. — Cet œil n'a pas été opéré, le malade étant dans l'obligation de sortir pour ses affaires.

Observation III

U..., 24 ans, journalier, demeurant à Maison-Carrée, entré le 30 août à la salle Maillot.

Antécédents héréditaires nuls.

Antécédents familiaux : deux frères et une sœur atteints de trichiasis.

Antécédents personnels : Dysenterie à l'âge de huit ans ayant récidivé par intermittences pendant quatre ans ; dès le début de cette affection, U... présenta pour la première fois une affection aiguë des deux yeux, caractérisée par une vive douleur, de l'injection conjonctivale, une sécrétion purulente et du larmoiement. Les accidents s'arrêtèrent, mais il conserva de la blépharo-conjonctivite jusqu'à l'âge de douze ans, sans se faire traiter ; à cette époque, il s'aperçut qu'il était atteint de trichiasis, et dès lors, tous les quinze à vingt jours, il se soumettait à l'épilation.

Quinze jours avant son entrée à l'hôpital, apparition d'une

poussée inflammatoire de l'œil droit qui dure treize jours sans amélioration ; il se décide alors à consulter un médecin qui nous l'adresse à l'hôpital.

État à l'entrée. — O. D. : On constate une déviation très prononcée de la rangée ciliaire qui vient frotter sur la cornée et la conjonctive enflammées. La conjonctive palpébrale est épaissie et comme lardacée, cicatricielle par places, la cornée est nuageuse dans toute son étendue et présente un petit ulcère central.

Des soins préalables sont dirigés contre l'inflammation conjonctivo-cornéenne et contre l'ulcère : douches de Laurenço, glycérine iodoformée et airol. Le 10 septembre, la transplantation du sol ciliaire est pratiquée sur l'œil droit après instillation dans l'œil de quelques gouttes de cocaïne huileuse. Immédiatement après l'opération, le malade éprouve déjà un grand soulagement.

Le 14 septembre, les fils sont enlevés. Les lambeaux sont un peu rouges et œdématiés : compresses chaudes en permanence sur l'œil. Le 22 septembre, les paupières sont dans un bon état et le malade demande à sortir. Il ouvre son œil sans aucune difficulté, mais la vision reste trouble, par suite de l'opacité persistante de la cornée. La rangée ciliaire est nettement apparente au-dessus du lambeau cutané un peu rétracté.

Nous *avons revu le malade le 9 novembre*, pour nous assurer de l'aspect de la paupière. Cet aspect est excellent, le bourrelet inférieur, très rétracté, n'est plus visible. Les cils paraissent normalement situés et bien dirigés. *On croirait que la paupière n'a point été malade et n'a subi aucune opération, on ne voit pas de cicatrice.*

O. G. : Les cils ont disparu depuis le dernier arrachement, c'est-à-dire 15 jours avant l'entrée du malade à l'hôpital. Ils n'ont plus repoussé. La cornée est saine ainsi que la conjonctive. La vue est excellente de ce côté.

Observation IV

Marie C..., sans profession, 45 ans, demeurant à Carnot. Pas d'antécédents héréditaires ni familiaux. A l'âge de 12 à 13 ans, époque à laquelle la malade fut réglée, elle fut atteinte d'une affection palpébrale caractérisée par de la rougeur et du gonflement localisés à l'œil droit. Cette affection revenait au moment des règles et disparaissait avec elles ; elle était traitée à l'eau boriquée et à l'eau salée.

A l'âge de 19 ans, elle se fit examiner par un pharmacien, qui constata une déviation ciliaire à l'œil droit; à cette époque, la malade ne pouvait ouvrir l'œil, qui était douloureux, très rouge et larmoyant. Les cils déviés furent arrachés à différentes reprises au fur et à mesure de leur apparition. Le soir qui suivait chacune de ces opérations, application sur l'œil de la pommade veuve Farnier ou à défaut de la pommade Lacour.

Il y a cinq ans, le médecin de Carnot fit un relèvement, probablement par le procédé de Arlt : le résultat fut nul.

Un an après, l'œil gauche fut pris à son tour. D'abord on ne constata qu'un cil dévié qui fut aussitôt arraché.

Dix jours après, la malade éprouva de nouveau de la gêne et de la souffrance dans l'œil qu'elle ne pouvait ouvrir; les cils étaient devenus nombreux et frottaient sur la cornée, d'où leur ablation tous les deux ou trois jours.

A son entrée à l'hôpital, c'est-à-dire le 29 septembre 1903, la malade ouvrait à peine les yeux; elle s'était fait cependant arracher les cils la veille même.

La cornée droite est un peu trouble, la gauche est intacte. La conjonctive bulbaire et palpébrale est injectée; traces de granulations anciennes. Rien aux paupières inférieures. Sur toute la rangée ciliaire de la paupière supérieure droite, des cils sont dirigés en arrière et frottent sur l'œil. Du côté gauche, un pinceau volumineux, situé au niveau du tiers externe du bord palpébral, vient frotter quand l'œil est fermé, mais non quand il est ouvert.

Le mardi 6 octobre 1903, l'opération de l'œil droit est pratiquée. Quelques cils sont restés implantés dans le tarse, à la partie externe de la paupière. Leurs bulbes sont cautérisés. *Le lambeau cutané supérieur, devenu inférieur, tend, vers ses extrémités, à remonter.* A l'aide des ciseaux, on agrandit alors la longueur des lambeaux ; le lambeau cutané n'a plus de tendance à reprendre sa position primitive. Un point de suture supplémentaire le fixe au bord inférieur du tarse. Enlèvement du pansement et des fils le 9 octobre.

La paupière est œdématiée et un peu violacée. Quelques jours après, la malade se plaint d'une sensation de frottement au niveau de la partie centrale du globe oculaire. C'est un fil qui pointe à ce niveau : son ablation est faite immédiatement.

L'œdème disparaît au bout de quelques jours, et la malade, qui avait souffert pendant vingt-quatre ans, sort guérie de son trichiasis le 26 octobre 1903.

Observation V

Rosine J.... 31 an,, ménagère à Alger.

Antécédents héréditaires. — Mère morte d'affection pulmonaire en 1881, père mort d'influenza en 1892. Un frère bien portant ; elle a eu quatre enfants, dont un a présenté une ophtalmie à l'âge de 7 mois.

Antécédents personnels. — Il y a cinq ans, ophtalmie purulente bilatérale, traitée par le nitrate d'argent et des lavages au permanganate de potasse. Son ophtalmie a été suivie d'une kératite ulcéreuse double, soignée à la glycérine iodoformée, à l'airol et au protargol.

Il y a deux ans, la malade ressentit dans l'œil droit une sensation de gêne persistante, on constata alors à la paupière supérieure un cil dévié et frottant sur le globe ; le cil fut arraché à la pince par un médecin.

Au bout de cinq à six mois, elle eut de nouvelles souffrances avec photophobie, blépharospasme, rougeur de l'œil, etc. La douleur était tellement intense que le sommeil était devenu impossible.

Elle apprit d'une voisine, à qui elle avait montré son œil, que c'étaient les cils qui lui occasionnaient ce mal. Elle entra à l'hôpital le 27 juin 1903 pour une grossesse et profita de son séjour à la Maternité pour se rendre à la Clinique ophtalmologique, où l'on chercha à détruire à la pile les cils déviés. La malade était soulagée après chaque opération, mais les cils repoussaient au bout de peu de temps. Elle quitta la Maternité le 10 septembre, après ses couches, et revint à l'hôpital le 5 octobre, salle Claude Bernard, pour son trichiasis.

Sur toute l'étendue de la paupière supérieure de l'œil droit, on constate plusieurs pinceaux de cils ; l'un d'eux, particulièrement volumineux, siège au niveau de la réunion *du tiers interne avec le tiers moyen de la paupière*, et par toute son étendue frotte sur la cornée et la conjonctive. Les paupières sont rouges et un peu œdématiées, la cornée est infiltrée, la conjonctive injectée. Il y a de la photophobie, du blépharospasme et du larmoiement.

La vue est trouble, la malade peut à peine se conduire. Le mercredi 7 octobre, la transplantation du sol ciliaire est pratiquée suivant notre procédé. La malade se sent soulagée immédiatement après l'opération. Le 11 octobre, ablation des fils. La paupière est tuméfiée, mais les cils dessinent une ligne bien nette au-dessus du lambeau inférieur. La malade peut facilement ouvrir l'œil; la douleur a disparu, le larmoiement a notablement diminué.

L'œil gauche est moins atteint et moins douloureux. La conjonctive est un peu congestionnée et la cornée trouble par places. La vision de ce côté est médiocre. Un pinceau de cils au niveau de la limite des tiers externe et moyen frotte sur la cornée ; l'ablation de ce faisceau est alors pratiquée. Le 21 octobre, la malade réclame son exeat. Les paupières supérieures des deux côtés sont souples, l'œdème a disparu à la paupière droite. Résultat satisfaisant.

Observation VI

Marie D..., 36 ans, ménagère, demeurant à Alger.

Antécédents personnels. — Crises nerveuses à la suite de chagrins à l'âge de 17 ans. Une extinction de voix l'année passée, qui a duré huit jours. Affection oculaire depuis l'âge de 3 ans.

Blépharite un peu plus tard qui a été traitée et guérie en Espagne. La guérison dura environ un an. Marie D .. eut ensuite une nouvelle atteinte qui a duré jusqu'à ce jour. Granulations à 14 ans, qui ont été soignées à Alger à l'hôpital du Dey au nitrate d'argent et au sulfate de cuivre. La guérison eut lieu au bout d'un an.

Des taches cornéennes étaient restées à la suite de ces affections oculaires.

A 21 ans, les deux yeux se sont enflammés, une hernie de l'iris se déclara dans l'œil droit, hernie traitée à l'hôpital civil de Mustapha (salle Lisfranc), par l'atropine, l'ésérine et une opération, nous dit la malade.

La guérison eut lieu au bout de trois mois, la vue lui revint comme avant la hernie.

Mais quelques jours après, survint une nouvelle hernie de l'iris, mais cette fois à l'œil gauche. On lui prodigua les mêmes soins qui aboutirent à la guérison Au bout d'un an, hypopyon de l'œil gauche qui s'est résorbé peu à peu.

La malade s'est aperçue du trichiasis dont elle est atteinte il y a cinq ans.

Les cils des deux paupières supérieures étaient déviés. La malade insinuait tous les soirs un petit morceau de toile entre les deux paupières, après avoir au préalable mis les cils en bonne position

De cette façon, elle ne ressentait aucune souffrance pendant la nuit et pouvait par conséquent se reposer.

Le jour la malade ne sentait plus ses cils.

Elle suivit ce traitement pendant un an et le soulagement qui en résulta dura pendant environ dix-huit mois.

Depuis deux ans, elle souffre de son trichiasis qui lui occasionne de la douleur, du larmoiement, du blépharospasme et surtout de la photophobie qui l'oblige à porter des conserves.

Première entrée, le 24 octobre pour ses deux yeux : kérato-conjonctivite, les deux cornées sont troubles et présentent une taie centrale. Les yeux sont baignés de larmes.

Recroquevillement du tarse des deux côtés. Le 6 novembre, opération de Panas à droite ; le 16 novembre, récidive du trichiasis ; le 17 novembre, on décide l'opération de l'œil gauche par notre procédé d'usage ; 5 jours après l'opération, ablation des fils. La malade va bien, elle voit mieux qu'avant l'opération et elle ne sent plus de frottement. Elle sort le 25 novembre 1904. Le lendemain, hyperhémie brusque de la conjonctive à gauche. Elle entre de nouveau le 28 novembre : on lui met dans l'œil de la pommade à l'oxyde jaune de mercure le soir et de l'ésérine le matin. Au bout de trois jours disparition complète de cette hyperhémie

9 décembre 1904. La malade se sent bien; elle n'a plus de douleur, plus de rougeur. Elle a encore du larmoiement par suite de l'obstruction de ses canaux lacrymaux.

La rangée ciliaire, réduite depuis longtemps à quelques cils seulement, est bien relevée et l'aspect de la plaie, complétement cicatrisée, est excellent.

L'œil droit, qui avait été opéré par le procédé de Panas et qui a récidivé, devait être repris par le procédé que nous employons habituellement; mais la malade, pour des raisons de famille, sort le 14 décembre 1904.

Observation VII

Elisabeth M..., 27 ans, ménagère, demeurant aux Attafs.

Antécédents héréditaires : nuls

Antécédents personnels. — A mal aux yeux depuis l'âge de 7 ans. Au début c'étaient des granulations qu'on a guéries par les scarifications et le sulfate de cuivre il y a dix ans.

Il y a quatre ans, elle a eu une affection aiguë de l'œil droit caractérisée par une sensation de sable et du larmoiement. Elle se croyait encore avoir une nouvelle atteinte granuleuse.

Cependant, après s'être montrée à une religieuse, celle-ci lui apprit qu elle avait des cils à la paupière supérieure. Elle se fit épiler à la pince.

Tous les trois ou quatre jours, les cils repoussaient et obligeaient la malade à subir une nouvelle épilation. Cet état dura jusqu'à son entrée à l'hôpital, qui eut lieu le 16 novembre dernier. Deux jours avant, la malade s'était fait épiler par un médecin de Birkadem (près d'Alger). C'est ce médecin qui lui a conseillé de se faire opérer. A son entrée, Elisabeth M... ne souffrait plus des cils, elle n'avait plus de larmoiement et ouvrait bien son œil. La cornée est cependant recouverte d'un léger nuage, vestige d'une kératite ancienne Les granulations guéries n'ont pas laissé de cicatrice Les cils ont repoussé au bout de cinq ou six jours après son hospitalisation, avec tout le cortège des conséquences de leur déviation : douleur, blépharospasme, larmoiement, etc. Ils comprennent une grande partie du bord palpébral, disséminés partout.

L'opération a été faite le 29 novembre 1904, *on pratique deux surjets au catgut*. Soulagement de suite après l'opération.

Au premier pansement, qui eut lieu le 1er décembre, les lambeaux étaient en excellent état, la paupière était un peu gonflée sur le bord, mais il n'y avait pas de suppuration. Toute la rangée ciliaire était bien relevée et apparaissait distinctement dans la limite des deux lambeaux.

Pansement toutes les vingt-quatre heures : 2 décembre, 3 décembre, 4 décembre.

9 *décembre*. — La malade ne sent toujours pas de frottement ciliaire contre le globe oculaire. La plaie présente un très bon aspect, elle est complètement cicatrisée. On ne la panse plus.

La rangée ciliaire, par suite de la rétraction du lambeau cutané, est descendue et semble avoir sa position normale.

La malade ne souffre plus, et n'a plus de larmoiement. Elle se déclare satisfaite.

Au point de vue esthétique, il n'y a pas de différence apparente entre la paupière supérieure opérée et celle qui est restée saine.

Elisabeth M... quitte le service le 14 décembre 1904.

Nous l'avons revue le 29 décembre. Le résultat obtenu se maintient.

Observation VIII

Joseph P..., menuisier, âgé de 53 ans, demeurant à Alger.

Il était très sujet aux catarrhes de la conjonctive. Il n'a jamais eu de granulations.

Il est atteint de trichiasis de l'œil gauche depuis quinze ans. Cette affection lui donnait de la kérato-conjonctivite et l'obligeait à tenir son œil complètement fermé.

A été opéré à Blidah il y a douze ans. Cette opération a consisté, nous dit le malade, en de simples sutures dont les fils avaient été fixés au front pendant quelques jours. Les sutures n'ont pas laissé de trace.

Il a eu trois mois environ de répit, puis survint une récidive.

Le malade se fait épiler depuis cette époque, mais l'état de son bulbe oculaire s'aggravant,et agacé par le frottement ciliaire, il entre à l'hôpital le 14 novembre 1904

A l'examen, nous constatons que le bord palpébral est très aminci. Les deux tiers externes de la rangée ciliaire sont déviés vers le globe oculaire, qui est rouge. Il existe une tache de la cornée à droite et en bas, empiétant un peu sur la pupille. Le malade ne peut point ouvrir l'œil à la lumière, il y éprouve la sensation de corps étranger.

Il est opéré par nous le 18 décembre 1904 et pansé.

Nous avons pratiqué deux surjets au catgut 000, l'un reliant le lambeau ciliaire à la lèvre supérieure de la plaie, l'autre le lambeau cutané au bord libre de la paupière. Nous avons ensuite mis trois points de suture au fil de soie pour maintenir rapprochés les deux lambeaux entr'eux.

Le malade ne souffre pas pendant la nuit suivante. Un

nouveau pansement est fait le 20 décembre : la paupière est un peu tuméfiée et rouge sur le bord, il n'y a pas d'infection.

Nouveau pansement le 22 décembre. Les trois fils de suture sont enlevés. La tuméfaction a notablement diminué. On remplace le pansement occlusif par un bandeau flottant.

Le 27 décembre, il n'y a plus de tuméfaction ; le bord palpébral est encore un peu rouge. La cicatrisation est effectuée.

Le fil du surjet inférieur, n'étant pas résorbé, est enlevé.

La tache de la cornée, traitée par la pommade à l'oxyde jaune d'hydrargyre, commence à s'éclaircir. L'œil n'est pas douloureux, le malade l'ouvre comme l'œil sain, la vue est meilleure.

CONCLUSIONS

Le trichiasis est caractérisé par la déviation des cils vers le globe oculaire. Ses causes sont multiples ; une des plus fréquentes est le trachome qui produit l'atrophie du bord palpébral et la déviation vicieuse de la rangée ciliaire. Les conséquences du trichiasis, la kérato-conjonctivite, le pannus, les ulcères cornéens, peuvent aboutir à la perte complète de l'œil.

Les procédés de traitement employés contre le trichiasis sont nombreux. Nous les avons classés en trois groupes, dont le premier s'adresse directement aux cils, soit en modifiant leur direction, soit en les détruisant ; le second rectifie leur direction en s'attaquant à la paupière ; le troisième remédie à cette direction, soit par la transplantation simple du sol ciliaire, soit par la transplantation suivie de marginoplastie.

Dans le trichiasis simple ou accompagné d'un léger entropion n'intéressant pas directement le tarse, l'autoplastie de la marge palpébrale, après transplantation du sol ciliaire, avec la méthode opératoire que nous préconisons, nous paraît être la méthode de choix. Les résultats qu'elle nous a donnés tant au point de vue thérapeutique qu'esthétique sont excellents.

Le procédé de Panas doit être réservé aux cas où le tarse est incurvé, sous la double condition que ce dernier puisse basculer et qu'il présente un point d'appui suffisant pour produire ce mouvement de bascule. La tarso-marginoplastie de MM. Truc et Villard nous semble devoir être également conseillée dans ce dernier cas, d'après les résultats bons et durables (jusqu'à 16 ans) que les auteurs de ce procédé publient dans un de leurs mémoires. Le procédé en vanne, qui a donné des résultats satisfaisants à la Clinique ophtalmologique de la Faculté de Montpellier, présente sur les deux précédents le grand avantage de la simplicité.

Quant au distichiasis, il est justiciable de l'ablation de la rangée ciliaire surnuméraire.

BIBLIOGRAPHIE

ABADIE. — Traité des maladies des yeux Vol. I. Paris, 1884.

ABULCASIS. — Chirurgie d'Abulcasis. Traduction Leclercq. Paris, 1861. Chap. XV et XVI.

ADOUL. — Thèse de Montpellier, 1885.

ANAGNOSTAKIS. — Remarques pratiques sur le trichiasis. An. d'ocul., t. XXXVIII, p. 5, 1857.

ARLT. — Chirurgie oculaire.

ARLT-JŒSCHE.— Med. Wochenschrift. — *Jœsche*: Zur entropium opération Klinis Monastb f. Augenh, décembre 1882, p. 452.

ARNAVIELHE. — Du traitement de l'entropion et du trichiasis par la tarsoplastie. — Thèse Montpellier, 1888, n° 43.

BENSON. — Brit. med. Journal, May 28, 1877.

BRANCHU. — De la transplantation du sol ciliaire dans le trichiasis et l'entropion. Thèse de Paris, 1885.

CANGE et BENTAMI. — Sur le traitement du trichiasis total. Archiv. d'ophtalmologie, avril 1904.

CARRON DU VILLARDS. — Guide pratique des maladies des yeux, t. I, p. 326. Paris, 1838.

CHODIN. — Traité d'ophtalmologie, Saint-Pétersbourg, 1882,

CLOT-BEY. — Trichiasis et entropion (Gazette des hôpitaux. n° 121). 1859.

DEROUBAIX. — Des causes de l'inefficacité de certaines opérations pratiquées pour le trichiasis. An. d'ocul., 1861, t. XLVII, p. 285.

DE GRAEFE. — Archiv. für ophtalm., t. X, 2. p. 266.

D.ANOUX. — De l'autoplastie palpébrale par le procédé de Gayet. An. d'ocul. 1882, t. LXXXVIII. — Thèse de Branchu, Paris, 1885.

H. DOR. — D'un nouveau procédé pour opérer le trichiasis et l'entropion. — Lyon Médical, 14 octobre 1883, t. XLIV, p. 209. — Revue générale d'ophtalmologie, vol. II, p. 78.

Duval. — An. d'ocul., t. XXXI.

Flarer. — Réflexioni sulla trichiasi, Milan, 1828.

Fuchs. — Manuel d'ophtalmologie (2e édit. française, traduite de la 5e édit. allem.), Paris.

Gaillard. — Bulletin de la Société médicale de Poitiers, 1844.

Gayet. — An. d'ocul. 1882, t. LXXXVII, p. 27. — Thèse de L. Parant, Lyon, 1883. (Traitement du trichiasis et de l'entropion par la tarsoplastie).

Issoulier. — Traitement de l'entropion, du trichiasis et de l'ectropion par l'emploi du thermo-cautère, thèse de Paris, 1885.

Junge. — Traité d'ophtalmologie de Chodin, Saint-Pétersbourg, 1882.

Lagrange. — Précis d'ophtalmologie, Paris.

Landolt. — Arch. d'ophtalmolog., t. X, 1890, p. 5.

Leprince. — Thèse de Montpellier, 1898. Trait. de l'ectrop. par « le procédé en vanne ».

Ménachem. — Contribution à l'étude du traitement du trichiasis et du distichiasis, thèse Paris, 1897.

Menu. — De la transplantation du sol ciliaire comme méthode de traitement du trichiasis et de l'entropion chronique. Thèse de Paris 1873.

Meyer. — Traité pratique des maladies des yeux. Paris.

Monod et Vanverts. — Manuel de technique opératoire, t. I.

Nicati. — Marseille Médical, 1878, p. 99. — Société de Chirurgie, 1878. — Archiv. d'ophtalmol. 1883, p. 395.

Panas. — Traité des maladies des yeux, t. II. Paris, 1894. - Leçons de clinique ophtalmologique. Paris, 1899. — Archives d'ophtalm., t. II. 1882, p. 208 : (Transplantation du sol ciliaire.) — Dictionnaire de Méd. et de Chirurgie pratiques, t. XXVI, art. paupières.

Pétresco. — Traitement du trichiasis et du distichiasis par l'électrolyse. Bull. et Mém. Soc. franç. d'ophtalm., 1893, p. 343.

Quérenghi. — Du traitement de l'entropion et du trichiasis par la cautérisation linéaire horizontale des paupières. An. d'ocul., 1898, p. 241.

SAPIEJKO. — Wiestnik ophtalmologuii (en russe), 1891. t. XVIII, p. 299 et 471.

SNELLEN. — Congrès international d'ophtalmologie. Paris, 1869.

SPENCER WATSON. — Ophtalmic Hospital Reports de 1873, vol. VII, p. 440 — Thèse Parant, *loc. cit.*

STELWAG. — Ein neues Verfahren gegen einwärts gekehrte Wimpern Allgem. Wr. med. Zeitung, 1883, n° 49.

STORY. — The ophtalmic Review, 1885, et décembre 1895.

STRZEMINSKI. — Arch. d'ophtalm., t. XVIII, 1898, p. 241.

TERRIEN. — Chirurgie de l'œil et de ses annexes. Paris.

TRUC et VALUDE. — Nouveaux éléments d'ophtalmologie, t. II. Paris, 1896.

TRUC et H. VILLARD. —An. d'ocul., octobre 1896. Archiv. d'ophtalm. t. XVI, 1896.

TRUC.— Nouvelle opérat. autoplastique de l'ectrop. de la paup. inf., consécutif à l'énucléation de l'œil. Arch. d'ophtalm., octobre 1897.

VACCA BERLINGHIERI. — Arch. gén. de méd., 1825.

VAN MILLINGEN.—Arch, d'opht , VIII. 1888, p. 60.— Nagel's Jahresbericht. 1883, p. 536.— The ophtalmic Review. nov. 1887.

H. VILLARD. — Compte rendu de la Société franç. d'ophtalm., t. XXI, 1904, p. 273-294. An. d'ocul., t. CXXXI, juin 1904, p. 439-456.

WALDHAÜER. — Sur le trichiasis (Petersb. med. Zeitschr, p. 391), 1865. — L'opération du trichiasis. Rev. gén. d'ophtalm. 1, n° 11, 513.— Zur operation der Trichiasis des Oberon Lides, Klin Monatsb, 1897, p. 47-54.

WARLOMONT. — Traitement de l'entropion et du trichiasis. An. d'ocul. t. XLIII, 1860, p. 169. — An. d'ocul. 1878, t. LXXI, p. 224.

L. WECKER. — Traité pratique des maladies des yeux, t. I, Paris, 1867. — Chirurgie oculaire. Paris, 1879.

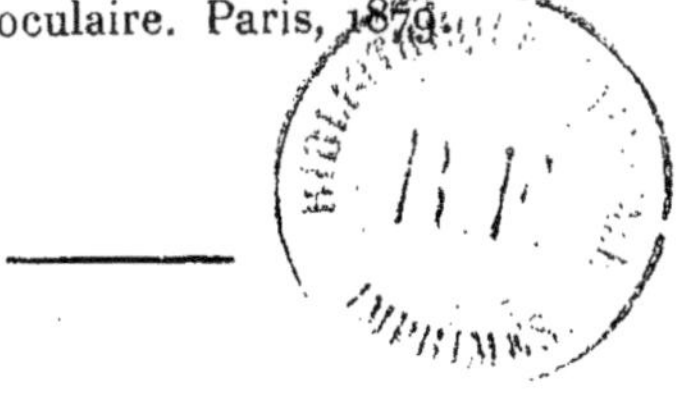

SERMENT

En présence des Maîtres de cette Ecole, de mes chers Condisciples et devant l'effigie d'Hippocrate, je promets et je jure, au nom de l'Être Suprême, d'être fidèle aux lois de l'honneur et de la probité dans l'exercice de la Médecine. Je donnerai mes soins gratuits à l'indigent et n'exigerai jamais un salaire au-dessus de mon travail. Admis dans l'intérieur des maisons, mes yeux ne verront pas ce qui s'y passe ; ma langue taira les secrets qui me seront confiés et mon état ne servira pas à corrompre les mœurs ni à favoriser le crime.

Respectueux et reconnaissant envers mes Maîtres, je rendrai à leurs enfants l'instruction que j'ai reçue de leurs pères.

Que les hommes m'accordent leur estime si je suis fidèle à mes promesses.

Que je sois couvert d'opprobre et méprisé de mes confrères si j'y manque.

www.ingramcontent.com/pod-product-compliance
Ingram Content Group UK Ltd.
Pitfield, Milton Keynes, MK11 3LW, UK
UKHW021644260726
13994UKWH00003B/1261